마이크로 건강

마이크로 건강

초판 1쇄 2018년 07월 31일
초판 3쇄 2019년 10월 07일

지은이 문동성
펴낸이 이태규
북디자인 강민정 • **영업마케팅** 이진경 • **전자책** 김진도

발행처 아이프렌드
주소 대전광역시 서구 괴정로 107 연흥빌딩 201호(괴정동 53-10번지)
전화 042-485-7844 **팩스** 042-367-7844
주문전화 070-7844-4735~7
홈페이지 www.ifriendbook.co.kr
출판등록번호 제 305 호

ⓒ문동성 (저작권자와 맺은 특약에 따라 검인을 생략합니다.)
ISBN 978-89-6204-270-2 (03510)

이 책은 저작권법에 따라 보호받는 저작물이므로 무단 전재와 무단 복제를 금지하며,
이 책 내용의 전부 또는 일부를 이용하려면 반드시 저작권자와 아이프렌드의
서면동의를 받아야 합니다.

• 값은 뒤표지에 있습니다.
• 잘못된 책은 구입처에서 바꾸어 드립니다.

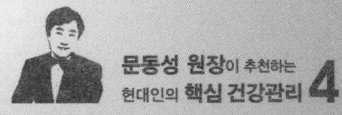

문동성 원장이 추천하는
현대인의 **핵심 건강관리 4**

마이크로 건강

마이크로 건강부터 메가 건강까지

시작하며

미생물 조절을 통한 예방의학 시대

영양학의 트렌드가 점점 바뀌고 있습니다.

과학기술 발달로 우리가 알지 못하던 첨단기기가 자꾸만 세상에 등장하듯, 건강에도 지금까지 드러나지 않던 보이지 않는 부분의 중요성이 더욱 커지고 있습니다.

건강은 건강할 때, 잘나갈 때 보살피고 지켜줘야 한다는 것은 진리입니다. 특히 눈에 보이지 않는 부분까지 신경을 써야 완전한 하나의 '나'를 완성할 수 있습니다.

영양학은 물론 건강 트렌드도 시간의 흐름과 함께 계속 변화하고 있습니다.

비타민, 항산화제, 클린 프로그램에 이어 지금은 '장 건강'의 중요성이 각광을 받고 있습니다. 그 중심에 자리 잡고 있는 것이 바로 장내미생물입니다. 이것은 장내세균이라고 불리기도 하지만 저는 개인적으로 장내미생물이라는 표현이 더 좋다고 생각합니다.

장내세균이라고 하면 왠지 부정적이고 외부에서 침입해 질병을 유발하는 병원균으로 인식하는 게 일반적인 생각이기 때문입니다. 이는 좋은 영향을 주는 많은 미생물에 대한 예의가 아니라고 봅니다.

장내미생물을 조절하는 것은 바로 유전자이며 장내미생물 전체를 장내미생물총 혹은 장내미생물군 *Microbiota*이라고 합니다. 이들의 생태계와 유전자 집합체를 합쳐 마이크로바이옴*Microbiome*이라고 합니다.

재밌게도 현대를 살아가는 우리는 장내미생물 유

전자를 스스로 조절할 수 있습니다. 현대인이 장내미생물총 유전자인 마이크로바이옴을 조절할 경우 많은 사람을 힘들게 하는 반건강 상태(반기능 상태)와 질병 상태를 건강 상태로 되돌리는 데 큰 기여를 할 것입니다.

아울러 인간의 질병 치료에 중점을 두는 현재까지의 여러 가지 치료의학이 미생물 조절을 통한 예방의학으로 변신하는 획기적인 전기를 마련할 수도 있습니다.

예를 들어 내 마음을 스스로 종잡을 수 없는 이유는 내 몸에서 함께 살아가는 장내미생물이 내 마음을 조종하고 결정하기 때문이라고 합니다. 이것을 지나친 표현이라고 생각하는 사람이 있을지도 모르지만 이는 의학적으로 서서히 밝혀지고 있습니다.

장 건강이 곧 간 건강이자 혈액 건강이라는 개념에

서 더 나아가 장 건강이 뇌 건강까지 좌우한다는 것도 마찬가지입니다. 현대의학은 이처럼 많은 것을 밝혀내고 있지만 결국 건강을 위해 관심을 기울여야 하는 것은 우리 자신입니다.

 우리 몸의 마이크로바이옴을 조절하는 제품이 이미 나오고 있습니다. 이 시점에 《마이크로 건강》을 펴낼 기회를 얻어 무한히 감사하게 생각합니다.
 눈에 보이는 건강뿐이 아닌 눈에 보이지 않는 마이크로 건강까지 잘 다스려서 건강과 행복이 함께하길 바랍니다. 주위의 모든 사람이 Healppy(건강Health + 행복Happy)하게 살기를 바라면서 부족하지만 그동안 모아둔 정보를 다시 한 번 내밀어봅니다.

 저자 문 동 성

목 차 /contents

시작하며 / 미생물 조절을 통한 예방의학 시대 ··· 4

01. 유전자(게놈) ············· 10
02. 장내미생물 ············· 14
03. 질병의 변화 ············· 20
04. 장누수증후군 ············· 24
05. 질병의 원인은 염증 ············· 28
06. 장내미생물 불균형 유발 요인 ····· 32
07. 장내미생물 불균형 질환 ············· 36
08. 단쇄지방산 ············· 44
09. 제1뇌-제2뇌(장) ············· 52
10. 탄수화물 중독증 ············· 64
11. 미생물 세례 ············· 68
12. 장내미생물 관리 ············· 72
13. 미생물 식단 ············· 78
14. 식이섬유 ············· 80
15. 장내미생물 바꾸기 ············· 86

글을 마치며 ············· 90
참고문헌 ············· 96

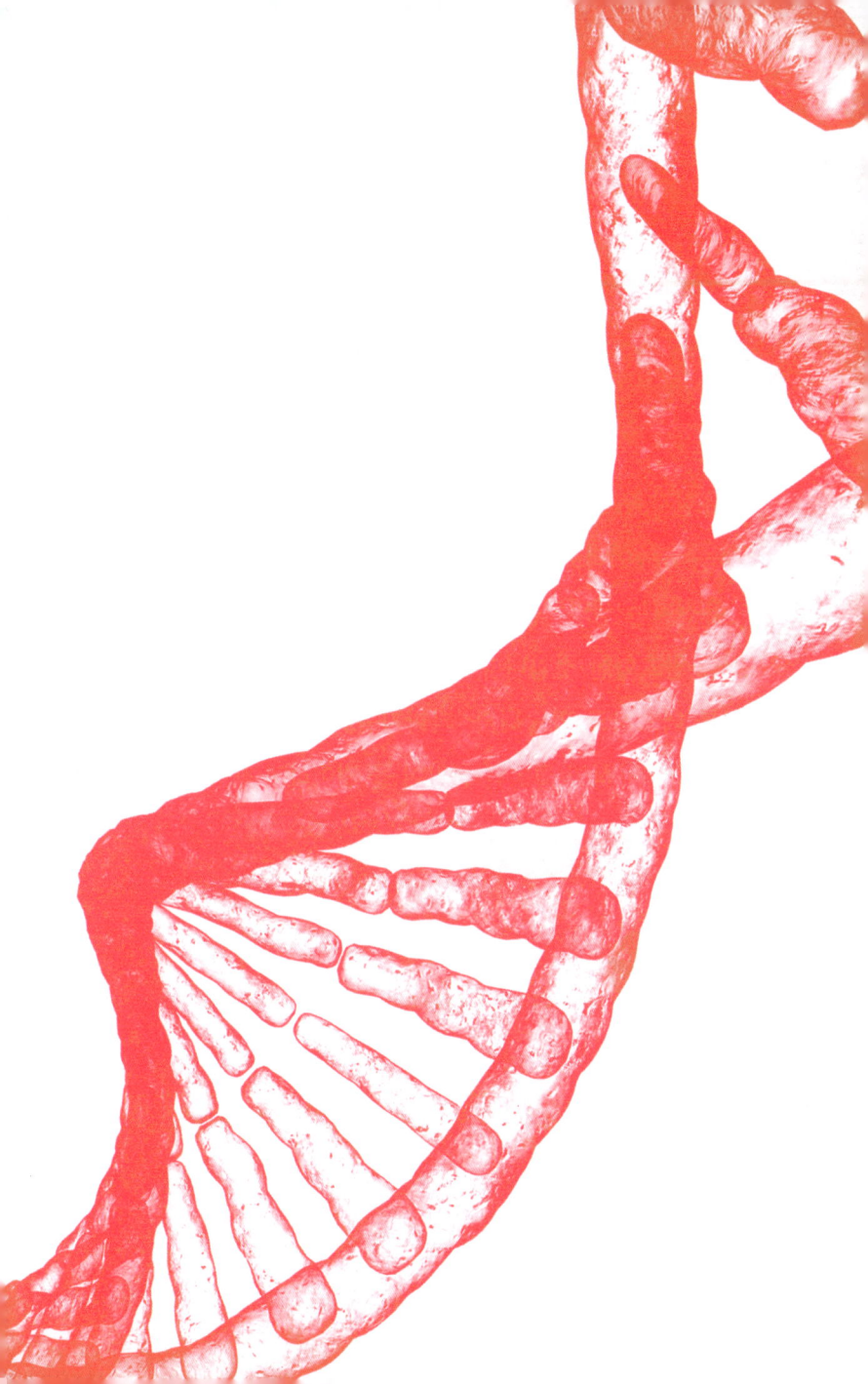

01
유전자 (게놈)

유전자*Gene*와 염색체*Chromosome*를 합친 유전자 집합체를 게놈*Genome*이라고 합니다.

유전자는 생명체를 만드는 데 필요한 건축 자재인 단백질을 암호화한 것입니다. 인간의 세포는 핵 안에 이 유전자를 내포하고 있습니다. 과학자들은 이 유전자 암호를 해독하기만 하면 질병의 종말이 올 것이라고 생각했지요.

게놈(Genome)

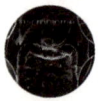
인간 게놈
Human Genome

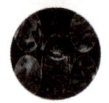
장내미생물군 게놈
Microbiota + Genome = Microbiome

2003년 드디어 인간 게놈이 밝혀졌는데 많은 과학자들이 의외로 적은 유전자 숫자에 깜짝 놀랐다고 합니다. 쥐의 유전자는 2만 3,000개, 물벼룩은 3만 1,000개, 밀은 2만 6,000개, 벼는 4만 2,000개로 나타난 반면 인간의 유전자는 고작 2만 1,000개에 불과했기 때문입니다.

  인간이 크기가 한참이나 더 작은 생명체들보다 유전자 수가 적다는 사실에 놀란 과학자들은 연구에 연구를 거듭했습니다. 그 결과 인체의 구성요소 중에는 인간의 세포보다 인간과 늘 공생하는 미생물의 숫자(약 100조 마리)와 그 유전자인 마이크로바이옴(약 440만 개)이 훨씬 더 많다는 것을 밝혀냈지요. 결국 인간의 몸은 미생물의 숙주이고 인간을 조절하는 것은 미생물, 그중에서도 장내미생물이라는 사실을 알게 된 것입니다.

제1게놈은 인간의 세포핵에 있는 게놈이고, 제2게놈은 장내미생물의 게놈입니다. 장내미생물$_{Microbe}$ + 생태계$_{Biome}$ + 유전자 집합체$_{Genome}$를 합쳐 마이크로바이옴$_{Microbiome}$이라고 합니다.

02
장내미생물

전생물체Holobiont는 생물의 몸을 구성하는 숙주와 거기에 기생 및 공생하는 미생물들로 이루어져 있습니다. 이러한 전생물체의 건강과 행복을 결정하는 것은 숙주보다 미생물의 상태라고 할 수 있습니다. 그래서 미생물을 헬스메이커Healthmaker 혹은 게이트키퍼Gate-Keeper라고 합니다.

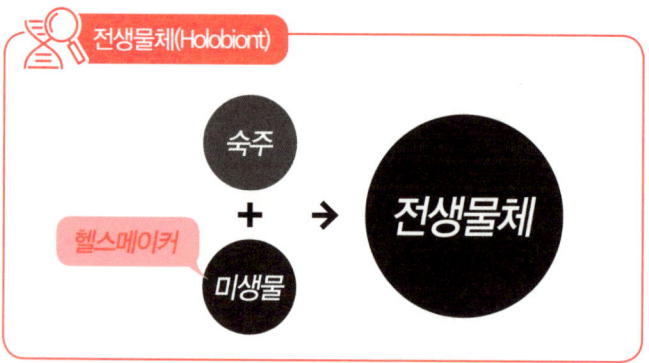

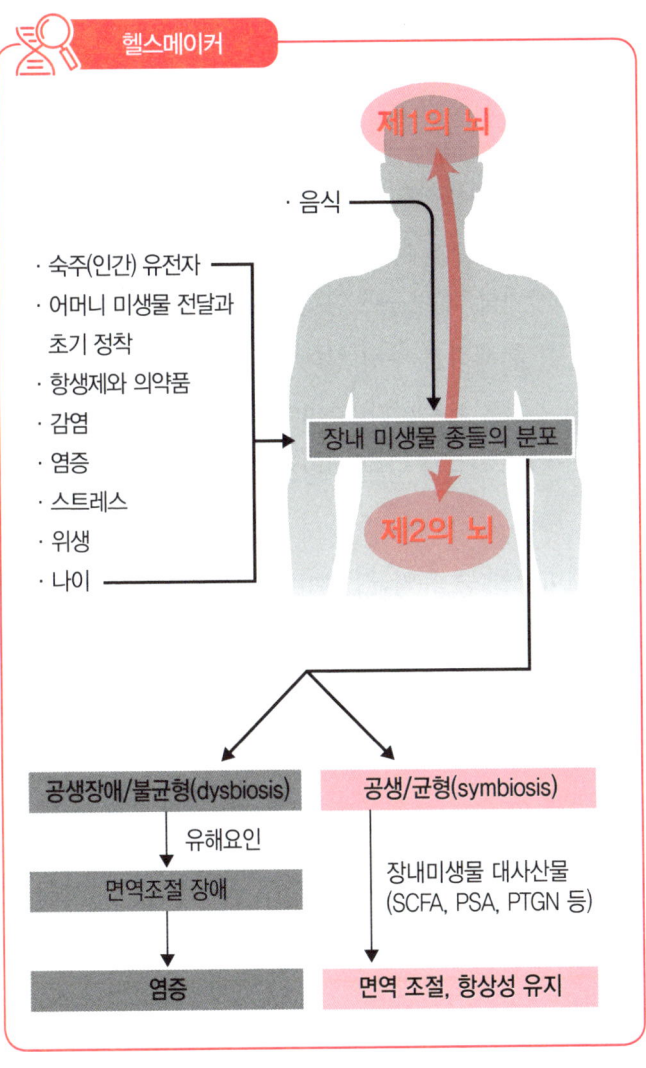

장내미생물총은 그 종류가 2,000~4,000종에 달하며 숫자로는 100조 마리에 이릅니다. 무게는 1~2킬로그램으로 간이나 뇌의 무게에 해당할 정도입니다. 한마디로 보이지 않는 하나의 기관이라 할 수 있습니다.

이 중 후벽균 $Firmicutes$과 의간균 $Bacteroides$이 90퍼센트 이상을 차지합니다. 후벽균과 의간균은 소화되지 않은 음식물 찌꺼기를 분해하는 주된 장내미생물로 식이섬유와 폴리페놀의 소화를 돕습니다. 특히 후벽균은 음식물이 소장에서 흡수되기 쉽도록 당과 지방으로 분해해 비만을 유도합니다.

장내미생물 중 유익균은 비피더스, 락토바실러스가 있으며 유해균에는 클로스트리듐이 대표적입니다.

장내미생물은 균형이 중요한데 보통 '유익균 25 : 유해균 15 : 중간균 60'의 비율로 구성되어 있습니다. 유익균이 우세하면 균형 관계가 잘 유지되며 이를 공생 $Symbiosis$이라고 합니다. 이때 중간균이 유익균화하면서 발효가 일어나고 면역조절과 항상성이 잘 유지됩니다. 유익균이 우세해지면 장내에서 발효가 일어납니다.

반면 유해균이 우세할 때는 중간균의 유해균화가 일어

납니다. 유해균이 우세해지면 장내에서 부패가 진행됩니다. 이 경우 장내세균 불균형*Dysbiosis*과 공생장애로 면역조절장애가 생겨 염증이 발생합니다. 이처럼 중간균이 어디로 향하는가에 따라 우리 몸의 상태가 좌우되기에 중간균을 기회균이라고도 합니다.

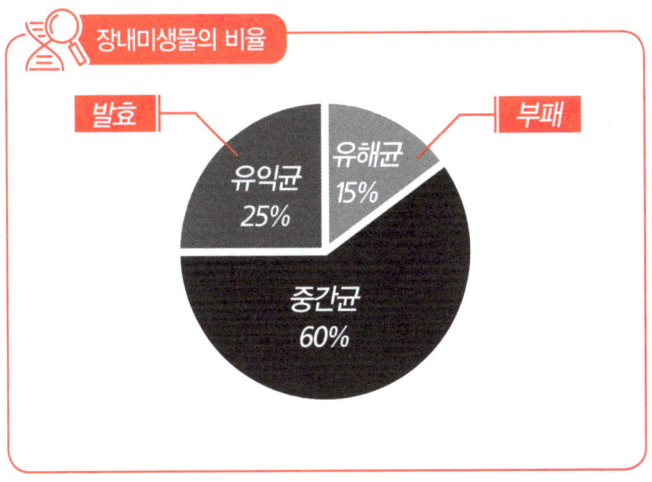

 장은 장내미생물이 분비하는 물질로 미주신경을 통해 뇌로 정보를 전달하고, 뇌에서도 미주신경을 통해 장으로 정보를 전달합니다. 그래서 장을 제2의 뇌라고 부릅니다. 결국 장은 제2의 뇌이자 제2의 간이라고 할 수 있습니다.

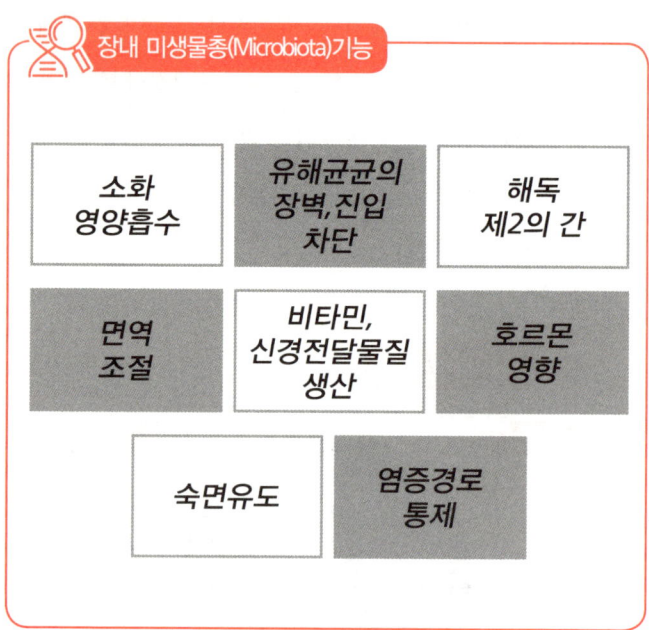

장내미생물은 음식물을 소화하고 영양을 흡수하는 것을 비롯해 해로운 독성물질을 일차적으로 걸러내고 해독함으로써 간 기능을 돕습니다. 또한 유해균이 장벽 근처로 진입하는 것을 차단하며 장 주위의 면역세포를 조정해 장내미생물에 대한 면역반응(거부반응)이 일어나지 않게 해줍니다. 그뿐 아니라 비타민, 특히 비타민 B12는 물론 여러 가지 신경전달물질을 생산해 뇌 기능에도 영향을 미칩니다. 호르몬 생산에도 관여하는데 가령 행복 호르몬으로 불리는 세로토닌의 전구물질인 트립토판의 분해를 막아 세로토닌의 증가를 유발합니다. 이는 결국 멜라토닌(세로토닌은 밤에 멜라토닌으로 전환) 증가로 이어져 숙면하도록 돕습니다. 면역세포 중 T-세포를 조절해 염증 유발을 억제하는 기능도 합니다.

03
질병의 변화

20세기에는 사망원인이 대부분 전염성 질병으로 폐렴, 결핵, 전염성 설사(이질, 콜레라 등)가 인간을 괴롭혔습니다.

21세기에는 그 자리를 비만, 당뇨, 알레르기, 자가면역질환, 소화장애(과민성장증후군), 정신질환(자폐증, 우울증)이 차지하고 있습니다.

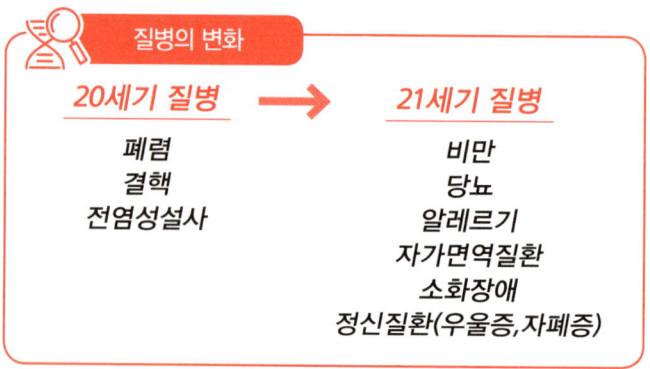

21세기 질병은 성인병, 생활습관병, 노인병이라 불리며 부와 밀접한 상관관계가 있습니다. 특히 서구에서 시작되어 점점 개발도상국으로 퍼져가는 특징을 보입니다. 대체로 젊은이, 청소년, 부유층, 여성에게 많이 발생하며 보통 장에서 시작되고 면역계와 관련이 있습니다.

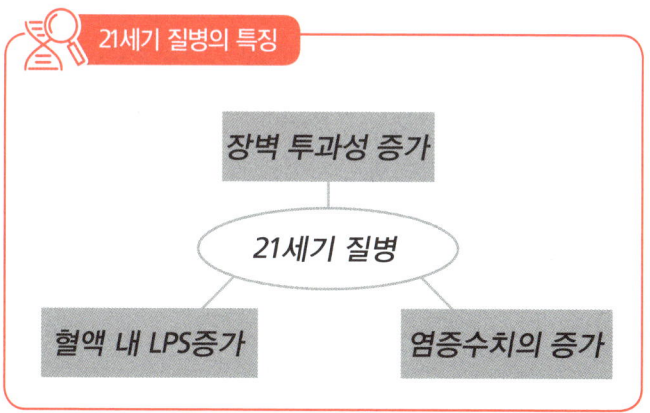

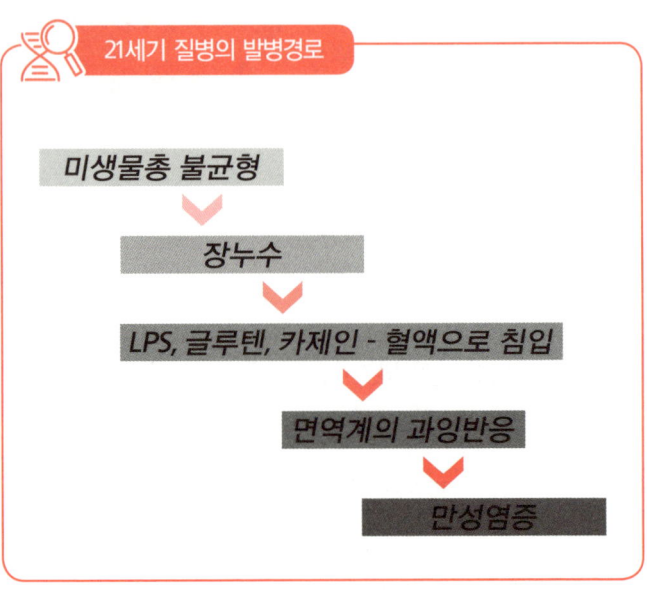

21세기 질병의 특징은 크게 세 가지로 나타납니다.

첫째, 장벽 투과성이 증가해 장누수증후군 Leaky Gut Syndrome을 유발합니다.

둘째, 느슨해진 장벽세포 사이로 장내세균의 세포막 구성물질인 지질다당류 LPS가 혈액으로 들어와 혈중 LPS 수치가 올라갑니다.

셋째, 우리 몸의 면역세포가 LPS를 침입자로 간주해 공격하면서 염증이 생깁니다.

21세기 질병에 걸리면 혈액 내 LPS 수치가 올라가고 덩달아 염증 지표인 ESR(적혈구 침강 속도), CRP(C 반응단백) 등도 올라갑니다.

04
장누수증후군

유해균의 우세로 장 점막세포의 융모가 손상되면 21세기 질병을 유발하는 원인이 됩니다.

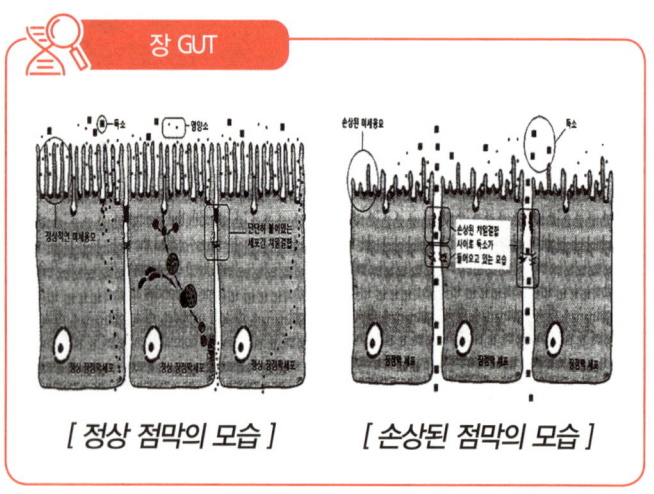

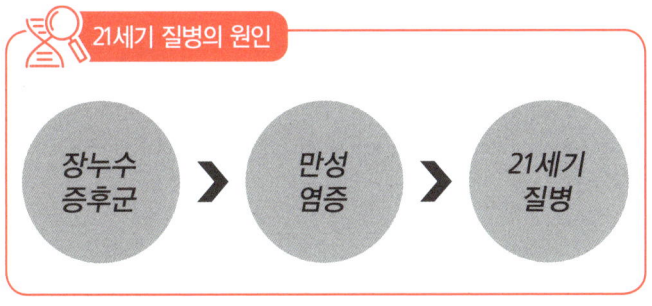

융모가 손상될 경우 장벽세포를 둘러싼 점액질이 줄어들고 한 층으로 구성된 장벽세포 사이의 치밀한 결합부가 느슨해집니다. 그러면 그 사이로 LPS, 장내세균, 소화가 덜된 음식물(단백질-글루텐, 카제인) 등이 혈액을 타고 들어옵니다.

이때 면역세포들이 이것을 공격하면서 전쟁(염증)이 벌어집니다. 이 염증이 혈관을 타고 전신으로 퍼져 가면 만성염증에 이르고 시간이 지나면서 다양한 형태의 질병으로 나타나는 것입니다. 결국 보이지 않는 미생물의 불균형이 보이는 질병의 형태로 나타나는 셈입니다.

이런 이유로 장은 우리 몸의 뿌리라 할 수 있습니다. 뿌리에 문제가 발생하면 줄기(혈관)를 타고 잎사귀(몸의 여러 부위)에 질병이 나타나게 됩니다.

05
질병의 원인은 염증

염증이란 세균이나 바이러스, 곰팡이균 등이 우리 몸에 들어올 경우 면역세포들이 출동해 이들과 싸우면서 일어나는 생리적 현상을 말합니다. 이때 고온, 발적, 종창, 통증의 특징을 보입니다.

염증질환

- ◆ ○○염 : 구내염, 비염, 피부염, 편도선염, 기관지염, 방광염
- ◆ 당뇨병, 우울증, 암(위암, 간암)
- ◆ 동맥경화

대개는 구내염, 비염, 피부염, 편도선염, 기관지염, 방광염 등의 증상이 나타나지만 당뇨·우울증·암·동맥경화도 만성염증 때문에 생긴다고 합니다.

　따라서 만성염증과 장누수증후군을 치료하는 것이 질병 상태로 진행되는 것을 막는 지름길이라고 할 수 있습니다.

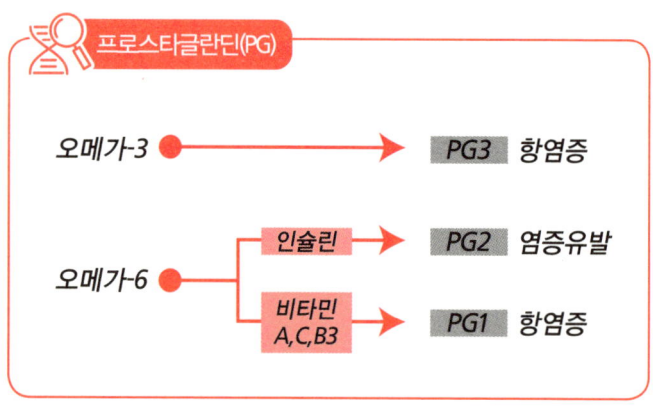

우리 몸의 염증과 관련된 물질이 프로스타글란딘 Prostaglandin입니다. 오메가-3는 우리 몸에서 프로스타글란딘-3(PG-3)로 전환되어 항염증 작용을 합니다.

현대인이 즐겨 먹는 오메가-6는 우리가 탄수화물을 섭취할 때 증가하는 인슐린을 만날 경우, 프로스타글란딘-2(PG-2)로 전환되는데 이것이 염증을 유발합니다. 그 대표적인 예가 튀김우동입니다. 그러나 오메가-6를 비타민 A, 비타민 C, 비타민 B3와 함께 먹으면 프로스타글란딘-1(PG-1)으로 전환되어 항염증 작용을 보입니다.

결국 모든 질환의 원인인 만성염증을 예방하려면 오메가-3 섭취를 생활화해야 합니다. 그리고 오메가-6를 많이 함유한 음식을 먹을 때는 항산화제를 충분히 섭취하는 것이 좋습니다.

최근 오메가-3가 인체 내에서 만들어내는 리졸빈*Resolvins*이 강력한 항염증 작용을 하는 것으로 밝혀졌습니다. 리졸빈은 염증부위에 많은 백혈구들을 죽게 만들고, 대식세포로 하여금 탐식시키면서 임프순환을 통해 빠져나가게 합니다.

또한 혈관 확장등을 복원시키고 염증유발물질등을 억제해서 염증이 생긴 조직등을 회복시키는 작용을 합니다.

이러한 리졸빈은 EPA에서 만들어진 리졸빈 E와 DHA에서 만들어진 리졸빈 D로 나닙니다.

특히 리졸빈 D는 염증 해소에 있어 가장 중요한 단계인 죽은 백혈구를 제거하는 과정을 효과적으로 촉진시키는 역할을 하게 합니다. 오메가-3가 눈 영양, 두뇌 영양, 혈중 중성지방 감소, 혈전증 예방에 이어 염증 치료에까지 중요한 영양소로 대두하고 있는 것입니다.

06
장내미생물 불균형 유발 요인

장내미생물총의 불균형을 일으키는 원인에는 여러 가지가 있습니다. 가령 항생제를 사용하면 장내세균의 다양성과 구성이 변하면서 비만을 유발하는 후벽균 비율이 증가합니다.

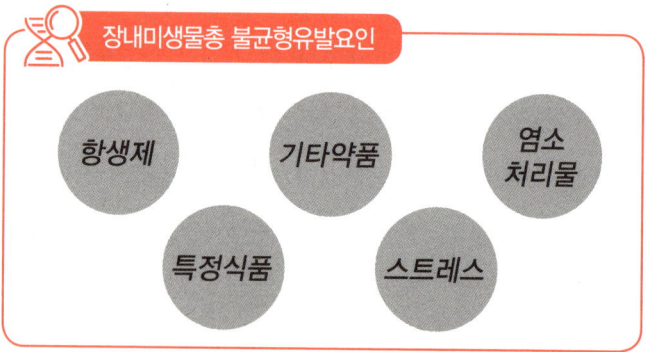

진통소염제는 글루텐이 있을 때 장벽을 손상시키고 피임약은 세로토닌과 비타민 B6의 고갈을 유발하는 한편

장벽의 투과성을 높입니다. 수돗물의 염소나 특정 식품(잔류 농약, 유전자 변형 식품)은 장내미생물에 나쁜 영향을 줍니다. 또 우리가 스트레스를 받으면 장내미생물 구성에 변화가 생기고 장벽 투과성이 높아지며 염증성 화학물질이 증가합니다.

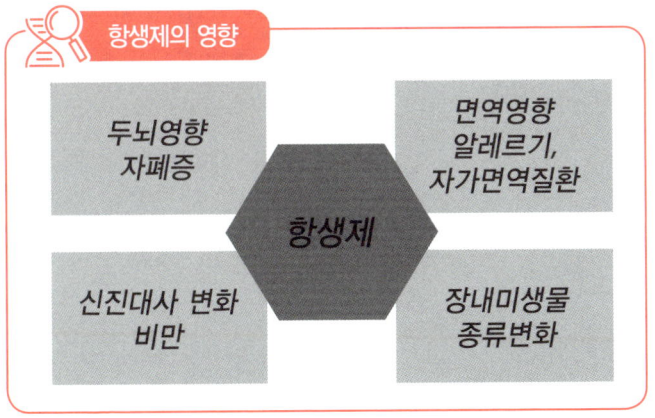

항생제를 과다 복용하면 장내세균 구성과 다양성에 변화가 일어나면서 날씬균인 의간균은 줄어들고, 뚱보균인 후벽균은 증가해 살이 찌게 됩니다. 가축업자들이 항생제를 성장촉진제로 사용하는 이유가 여기에 있습니다.

항생제를 남용할 경우 내성과 독성(부작용)이 생기면서 설사나 피부발진 등의 문제가 발생합니다. 항생제를 사용해도 미생물 숫자에는 변화가 없지만 종 구성에는 변화가 일어납니다. 이때 신진대사 변화로 비만해지고 두뇌에도 영향을 주어 자폐증, 우울증이 생깁니다. 면역에도 영향을 주면서 알레르기나 자가면역질환이 생깁니다. 항생제를 끊으면 미생물은 곧 회복되지만 신진대사 변화는 훨씬 오래 지속됩니다.

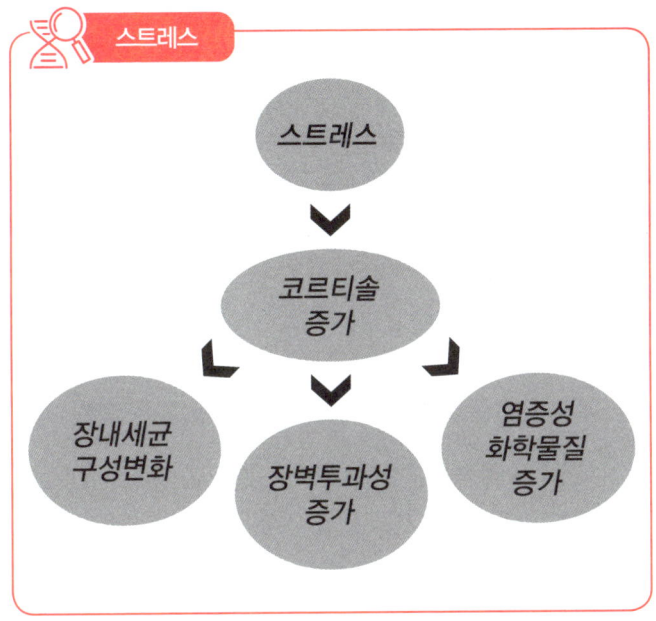

오랫동안 스트레스를 받으면 코르티솔이 증가하는데, 이 코르티솔은 장내세균 구성에 변화를 일으킵니다. 이 경우 장벽 투과성 증가로 만성염증이 생깁니다.

07
장내미생물 불균형 질환

1) 비만

여태껏 비만은 식탐과 게으름의 문제로 간주되어 왔습니다. 물론 지금도 많은 사람이 비만을 칼로리의 인-아웃 문제로 여기고 있습니다. 사실 비만은 장내미생물 불균형으로 인한 에너지 조절과 저장 시스템의 기능장애로 발생하는 것입니다.

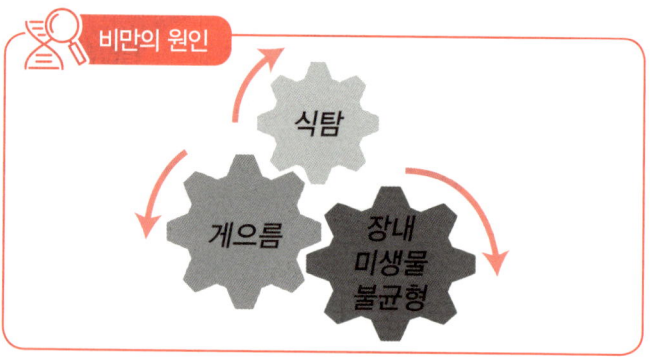

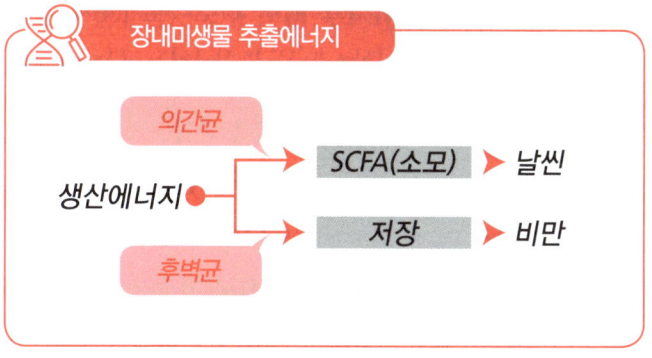

특히 비만 문제에서는 장내미생물의 후벽균과 의간균의 비율이 중요합니다. 후벽균은 같은 음식에서 더 많은 에너지를 만들어 저장하는 역할을 하며 의간균은 에너지를 소모하게 해 날씬하게 만듭니다.

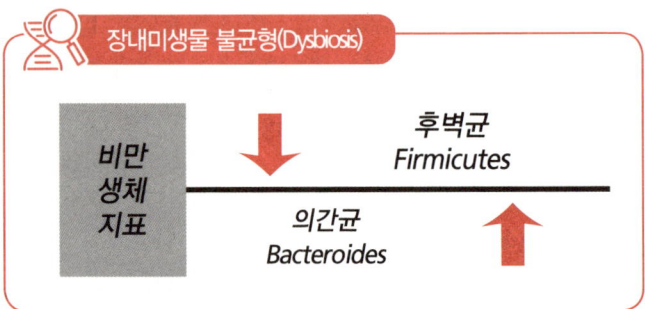

장누수로 LPS가 혈액 내로 들어오면 면역반응이 일어나면서 만성염증이 생깁니다. 그뿐 아니라 지방세포에도 염증이 생겨 지방을 저장하는 기능이 늘어나면서 비만이 발생합니다.

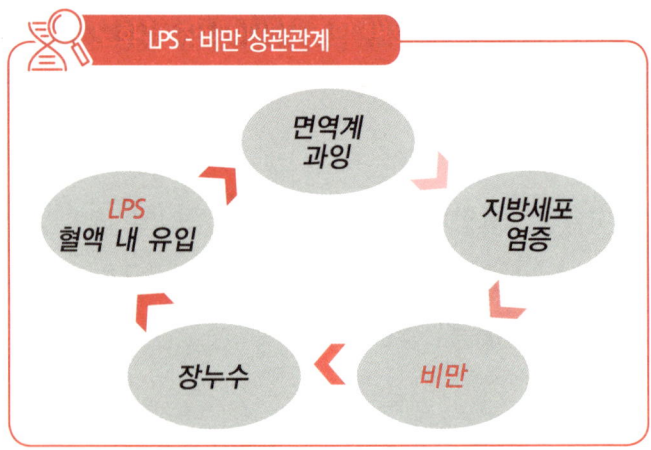

LPS는 장내미생물 세포의 코팅물질(미생물 피부세포)로 장누수 상태에서만 혈액으로 진입합니다. 일단 혈액으로 진입하면 격렬한 염증을 유발하기 때문에 생물학적 악당이라 하는데, 이것이 염증의 시발점입니다.

특히 지방세포의 염증을 유발해 지방세포 분열을 방해하며 지방이 지방세포에 축적되도록 합니다. 이 경우 지방세포가 커지고 비만을 초래합니다.

비만인에게는 장내미생물 중에 아커만시아 뮤시니필라 숫자가 적은 것으로 알려져 있습니다. 아커만시아 뮤시니필라는 장벽 세포를 설득해 점액질을 충분히 생산하게 하는데, 이 점액질이 LPS의 혈액 진입을 차단해 비만을 예방하는 효과를 냅니다. 결국 비만을 치료하고 예방하려면 점액질 층을 두껍게 형성하고 장내미생물이 균형을 유지하도록 섬유질과 프락토올리고당을 충분히 섭취해야 합니다.

2) 알레르기

위생 환경이 좋아지고 우리가 청결한 습관을 들이면서 장내미생물의 다양성이 떨어지게 되었습니다. 동시에 우리의 면역계는 사냥감을 잃어버렸지요. 그래서 조그마한 이물질 침입에도 면역계가 과잉반응하면서 알레르기나 자가면역질환이 생기게 된 것입니다. 이를 두고 '위생 가설'이라고 합니다.

알레르기

위생가설, 좋아진 위생환경 & 청결습관
▼
면역계의 과잉활동에 따른 알레르기
▼
장내미생물에 관심갖자

3) 당뇨병

당뇨도 그 원인이 만성염증에 있습니다. 전신에 혈관염증이 생기면 각 세포의 인슐린 수용체가 염증으로 인해 제대로 기능하지 못합니다. 즉, 혈중 포도당을 세포 내로 넣어주지 못합니다. 이때 혈중 포도당이 증가하고 아울러 인슐린 수치도 늘어나 인슐린저항성이 생기게 됩니다.

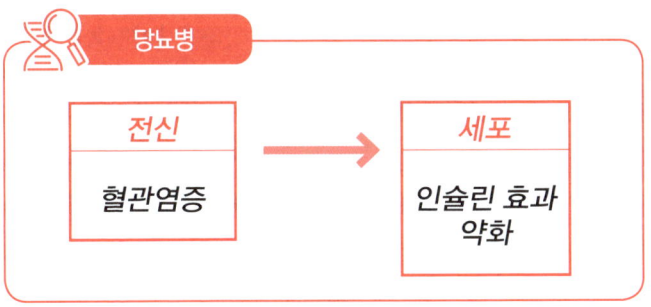

4) 동맥경화

혈관에 이물질이 침입해 염증반응이 일어나면 적의 침투를 알리는 통신병인 조력 T세포의 도움을 받아 세균을 공격하는 보병인 대식세포가 출동합니다. 대식세포는 혈액 속의 LDL-콜레스테롤을 잡아먹은 뒤 그 자리에서 죽습니다. 그러면 혈관 내벽에 그 사체들이 쌓이면서 혈관 내강이 좁아집니다.

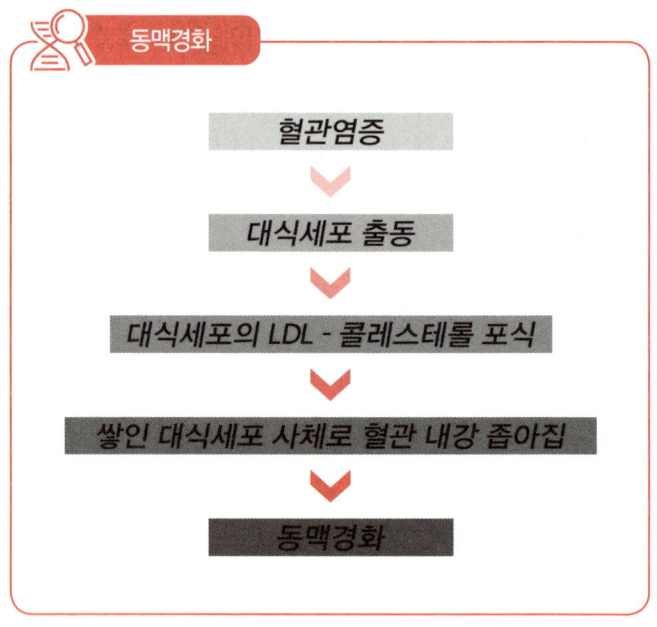

5) 과민성 장증후군

과민성 장증후군의 원인은 장내미생물 불균형에 있으며 이는 스트레스로 악화되는 질병입니다. 유익균 25퍼센트, 유해균 15퍼센트, 중간균 60퍼센트에서 유익균이 감소하고 유해균이 증가할 경우 설사를 하거나 변비 증상이 나타나고 설사와 변비를 반복하는 양상을 띠기도 합니다.

과민성 장증후군

- *설사형*
- *변비형*
- *반복형 : 설사와 변비 교체*

08
단쇄지방산

1) 단쇄지방산이란?

장내환경을 살펴보면 우선 장내에는 장내미생물들이 서식하는 장내플로라(꽃밭)가 있습니다. 이것은 공장과 같으며 2,000~4,000종의 장내미생물이 각자의 영역에서 종업원처럼 일합니다. 여기서 음식물을 통해 들어오는 식이섬유나 올리고당을 원료로 단쇄지방산이라는 생산물을 만들어냅니다.

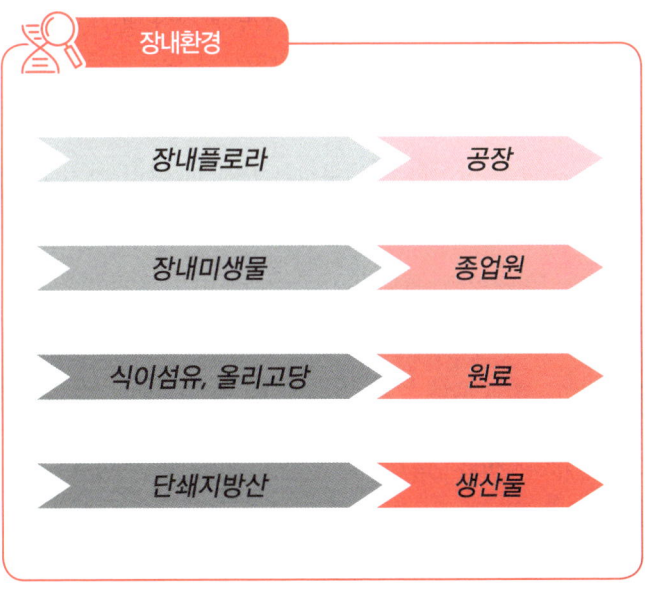

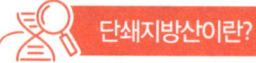 **단쇄지방산이란?**

: 장내세균이 식이섬유를 분해·발효할 때 생성되는 물질로 초산, 낙산, 프로피온산의 총칭.

: 항염증 작용, 손상 점막 복구 기능, 장 점막 방어막 기능

지방산은 화학적으로 분자 길이에 따라 단쇄(짧은 사슬), 중쇄(중간 사슬), 장쇄(긴 사슬) 지방산으로 나뉩니다. 단쇄지방산은 짧은 사슬 지방산으로 장내미생물이 식이섬유를 분해·발효할 때 생성되는 물질입니다. 이 물질은 장 점막을 방어하고 복구하는 역할과 여러 가지 대사에 관여합니다.

중쇄지방산은 코코넛 오일 등으로 케톤체를 만들어내는 지방산이고, 장쇄지방산은 포화지방 등을 말합니다.

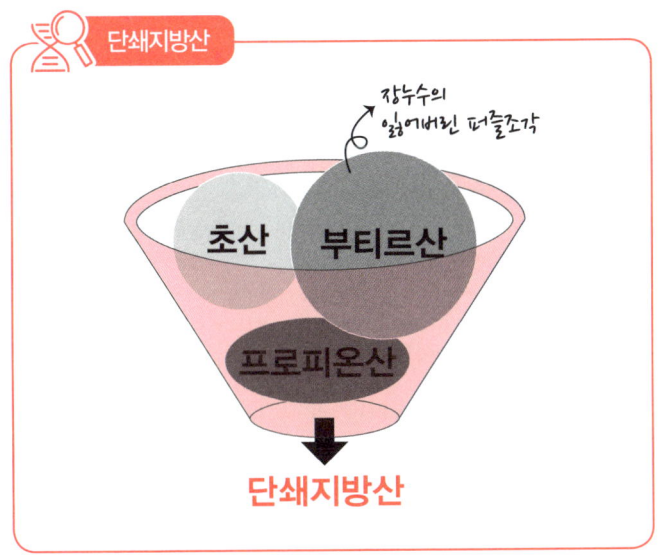

 단쇄지방산은 현재까지 초산=아세트산, 낙산=부티르산, 프로피온산의 세 종류가 알려져 있으며 아기에게 중요한 젖산=젖산염을 제4의 단쇄지방산이라고도 합니다. 초산은 우리에게 식초로 알려져 있는 산으로 비피더스균이 생산하며 장의 방어막 기능을 강화하는 역할을 합니다.

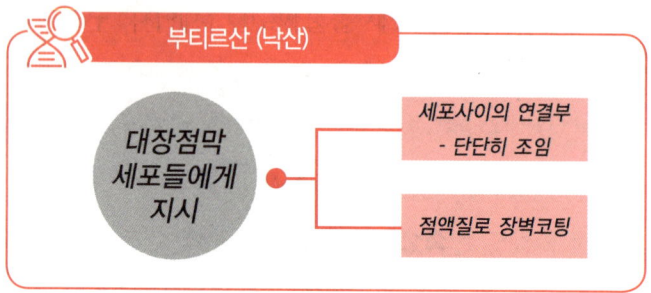

 부티르산은 대장점막 세포에게 지시해 장벽세포 사이의 연결부를 단단히 조이게 합니다. 또한 점액질로 장벽을 코팅해 이물질이나 세균의 침입을 막습니다. 그래서 부티르산을 장누수의 잃어버린 퍼즐 조각이라고 부릅니다.

 프로피온산

- 장누수 → 염증
- 세포간 소통차단
- 미토콘드리아 기능저하
- 산화스트레스 증가
- 뇌의 항산화물질, 신경전달물질, 오메가-3 고갈시킴
- 자폐증 증상 유발

프로피온산은 주로 유해균이 생산하며 프로피온산이 많다는 것은 유해균이 우세하다는 것을 의미합니다. 현재까지 알려진 프로피온산은 장누수를 일으켜 염증을 유발하고 세포 간 소통을 차단합니다. 또 세포 내 미토콘드리아 기능을 떨어뜨리며 산화 스트레스를 높입니다. 그뿐 아니라 뇌의 항산화물질, 신경전달물질, 오메가-3를 고갈시키고 자폐증 증상을 유발하는 것으로 알려져 있습니다.

2) 단쇄지방산의 효과

 단쇄지방산은 장내플로라를 활성화하고 장내미생물을 늘림으로써 점액질 생성과 장 점막 수복을 돕습니다. 이러한 단쇄지방산은 면역세포나 지방세포에 존재하는 면역세포의 GPR43(G단백질 수용체 43)을 열어주는 열쇠 역할을 해서 건강과 염증을 결정하게 합니다. 단쇄지방산이 이 수용체의 자물쇠를 열어주면 제어 T-세포가 늘어나 면역세포가 장내미생물을 공격하지 않으면서 염증이 생기지 않습니다.

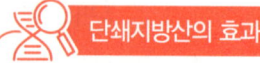 단쇄지방산의 효과

- **염증 억제 효과** : *제어 T → 세포 증가*
- **다이어트 효과** :
  1. *지방세포 수용체와 결합 → 지방 저장 방지*
  2. *교감신경 수용체 활성화 → 아드레날린 분비*
     → 지방 태움
- **당뇨 조절 효과** : *인크레틴 분비 → 인슐린 분비 증가*
- **장내플로라 활성화** : *장내세균 증가 · 장 점막 수복*

 단쇄지방산이 지방세포 수용체(GPR43 수용체)와 결합하면 지방세포의 지방 흡수를 억제합니다. 또한 지방 분열을 유발해 비만을 막아줍니다. 자율신경세포 수용체와 결합할 경우에는 교감신경 항진으로 아드레날린이 분비되면서 지방을 태워 비만을 억제합니다.

단쇄지방산의 비만 억제 효과

- 지방세포 수용체와 단쇄지방산이 결합하면
▶ 지방세포의 지방 흡수 중단
- 자율신경세포 수용체와 단쇄지방산이 결합하면
▶ 교감신경 항진 - 아드레날린 분비 - 에너지 소비 증가

단쇄지방산은 장 상피세포를 자극해 '인크레틴'이라는 물질을 분비하게 하는데, 이것이 췌장에서 인슐린 분비를 늘려 혈당을 조절하게 합니다.

 단쇄지방산의 당뇨 조절 효과

장 상피세포 자극

인크레틴 분비

인슐린 분비 증가

09
제1뇌 - 제2뇌(장)

1) 뇌와 장의 관계

장이 우리 몸의 뿌리라는 것은 아무리 강조해도 지나치지 않습니다. 장을 구성하는 기본 구조는 장내에 공생하는 장내미생물과 장 점막, 장벽, 장 주위의 신경계 그리고 장 주위의 면역 시스템입니다.

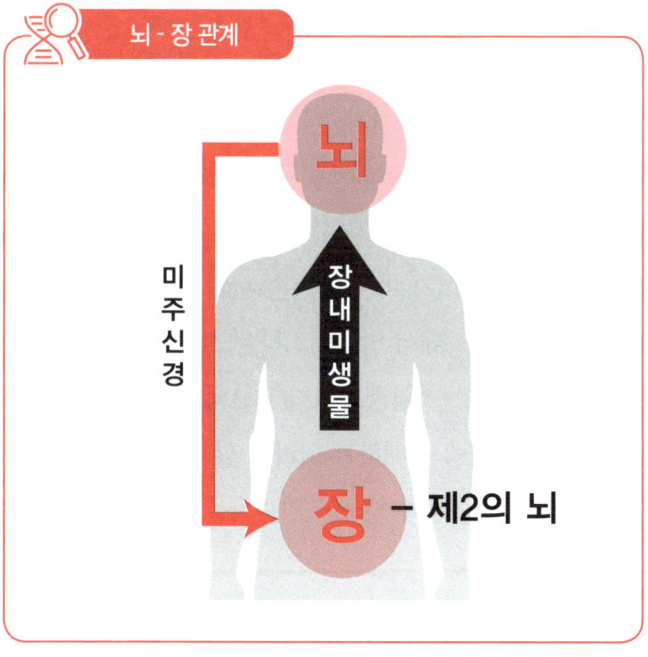

우리 몸의 세로토닌 중 90퍼센트가 장에서 만들어지고 면역세포의 70퍼센트가 장 주위(소장 점막의 파이엘판)에 있다는 사실만 보더라도 장 건강이 곧 전신 건강이라고 할 수 있습니다.

신경전달물질은 원래 장내미생물 사이의 소통에 관여하는 물질이며 '장의 감정Gut Feeling=육감'은 장내미생물 상태에 따라 달라집니다. 이러한 감정은 미주신경을 통해 뇌로 전달됩니다.

뇌의 감정 역시 미주신경을 통해 장으로 전달되므로 우울하거나 슬퍼지면 소화가 잘 되지 않고, 여러 가지 소화 관련 증상(설사, 변비, 속 쓰림, 메슥거림)이 나타나는 것입니다.

미국 신경생리학자 마이클 거슨Michael Gershon은 세로토닌의 90퍼센트가 장에서 만들어진다는 사실을 발견하고 장을 제2의 뇌라고 명명했습니다. 제1뇌가 의식의 뇌라면 제2뇌는 무의식이 지배하는 뇌라고 할 수 있습니다. 결국 장이 튼튼해야 습관과 행동에 일관성을 보이게 됩니다.

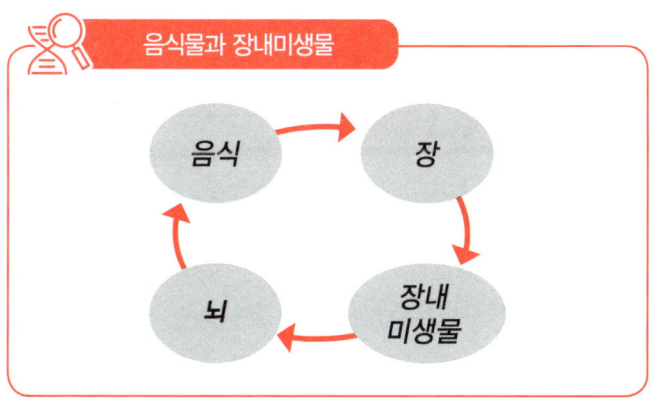

 이토록 중요한 장의 상태를 결정하는 것은 내가 먹는 음식물입니다. 섭취한 음식물에 따라 장내미생물 구성이 달라지고 그것이 뇌의 상태에까지 영향을 미치는 것입니다.

2) 장과 뇌질환

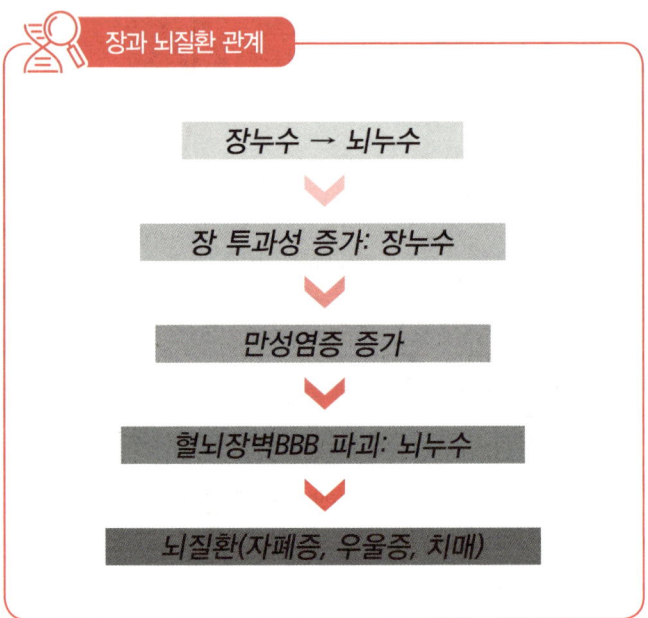

 장누수가 일어나면 만성염증이 생기고 이 염증은 결국 혈뇌장벽을 파괴해 여러 가지 뇌질환을 일으킵니다. 특히 3세 전에 항생제를 투여받은 소아에게서 클로스트리듐 테타니로 인한 자폐증 증상이 나타난 사례가 있습니다. 장내미생물 중에는 세로토닌의 원료인 트립토판을 분해해 세로토닌 생성을 억제함으로써 우울증을 일으키는 경우도 있습니다. 특히 뇌의 염증 상태는 치매를 일으키기도 합니다.

(1) 우울증

트립토판은 세로토닌의 전구물질로 이것이 분해되지 않아야 혈중 세로토닌 수치가 올라가 행복감을 느낍니다. 트립토판이 분해되지 않도록 돕는 장내미생물 중 대표적인 것이 비피도박테리움 인판티스입니다.

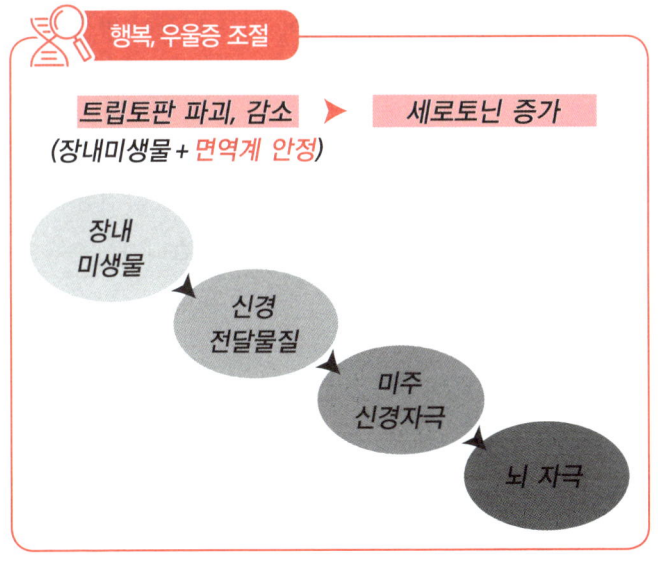

트립토판의 분해 산물은 키누레인인데 이 수치가 낮아야 트립토판 수치가 높습니다. 우울증도 염증성질환으로 당 지수가 높은 음식이나 오메가-6지방산 과다 섭취, 오메가-3지방산 섭취 부족, 운동 부족 등이 LPS(지질다당질)를 높여 염증을 유발합니다. 결국 저탄수화물 식단에 건강한 지방과 단백질 섭취가 필요합니다.

(2) ADHD

ADHD는 주의력결핍 과다행동장애로 우리가 행동하도록 실행 지시를 내리는 전두엽에 기능 이상이 발생해 나타나는 증상입니다. 실행센터 노릇을 하는 전두엽은 계획을 세우고 여러 가지 일의 우선순위를 세워 처리하며 시간을 관리합니다. 또 충동과 감정을 조절하고 반응을 억제하는 등 다양한 실행 기능과 관련이 있습니다.

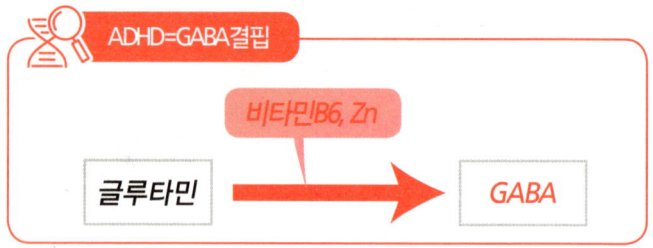

현재 ADHD는 GABAGama Amino Butyric Acid 결핍과 관련이 있다고 알려져 있습니다. GABA는 억제성 신경전달물질로 이것이 결핍되면 충동 조절 및 억제가 되지 않고 과도한 흥분성 운동이 일어납니다. 글루타민에서 GABA를 만들 때는 비타민 B6와 아연이 보조효소로 필요합니다. 또한 몇 종류의 장내미생물이 GABA를 만드는 것으로 밝혀졌습니다. 특정 종류의 젖산균과 비피더스균이 GABA를 풍부하게 생산하는 것으로 알려지면서 현재 연구가 진행 중입니다.

(3) 자폐증

자폐증이란 다른 사람과 상호관계를 형성하지 못하고 정서적 유대감도 일어나지 않는 아동기증후군을 말합니다. 자기 세계에 갇혀 지내는 것 같은 상태라고 하여 이런 이름이 붙은 발달장애입니다.

자폐증 - 장내미생물이 원인

클로스트리듐이 프로피온산 대량 생산
3세 전에 항생제 과다 투여 병력

자폐증은 소아 1,000명당 1명 정도에서 나타나며 대부분 36개월 이전에 증상을 보입니다. 특히 남아가 여아보다 3~5배 많이 발생합니다.

최근 연구에서 많은 자폐아가 태어날 때 엄마에게 올바른 미생물 세례를 받지 못한 상태에서 3세 이전에 여러 감염성질환으로 항생제를 투여받은 사실이 많다는 증례가 보고되고 있습니다. 항생제 투여로 유해균인 클로스트리듐이 우위를 보이면서 프로피온산을 대량으로 생산하면 이것이 자폐증을 일으키는 것입니다.

(4) 알츠하이머병

알츠하이머는 치매를 일으키는 가장 흔한 퇴행성 뇌질환으로 서서히 진행됩니다. 처음에는 최근의 일에 대한 기억력에 문제를 보이지만 이것이 진행되면 언어 기능이나 판단력 등 여러 인지 기능 이상을 동반합니다.

알츠하이머병 진행

장내세균총 변화 → 만성염증 → 당뇨

⌄

혈당 증가 → 당화반응 증가

⌄

최종 당산화물(AGEs) = 당단백질 증가

⌄

최종 당단백질의 면역반응(염증) 증가

⌄

당 + 뇌단백질 → 뇌염증 → 알츠하이머병

지금까지는 베타아밀로이드라는 작은 단백질이 과다 생성되어 뇌에 침착하면서 뇌세포 기능에 장애를 초래하는 것으로 알려져 있습니다. 장의 관점에서 살펴보면 우선 장내미생물총 변화로 혈액에 염증이 생기면서 전세포로 퍼져갑니다.

이때 혈당이 증가하고 혈액의 단백질과 당이 결합해 당

단백질이 증가하는데 이것을 최종 당산화물이라고 합니다. 이것이 혈액 내에서 이물질로 간주되면서 면역반응을 일으켜 염증을 일으킵니다. 특히 뇌에서 이런 반응이 일어나면 뇌염증이 생기면서 알츠하이머병이 나타나는 것으로 알려져 있습니다. 그래서 알츠하이머병을 제3의 당뇨병이라고 합니다.

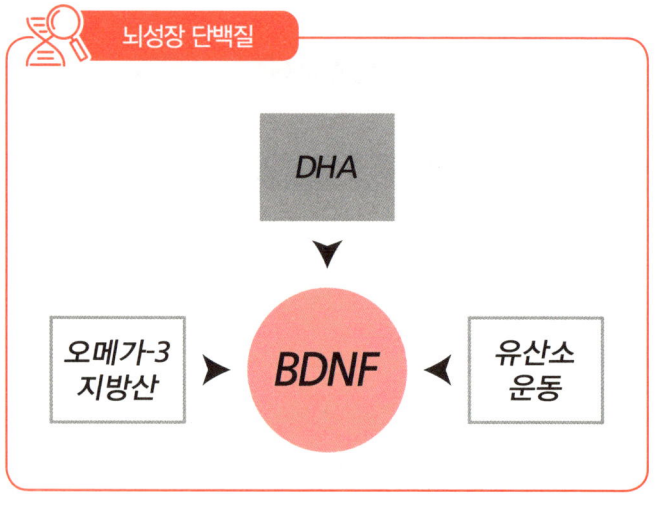

뇌 성장 단백질인 BDNF(Brain Derived Neutrotrophic Factor)는 치매와 알츠하이머 예방에 중요한 역할을 하는

것으로 알려져 있습니다. BDNF는 오메가-3지방산, DHA, 유산소 운동으로 늘릴 수 있는데 중요한 것은 이 BDNF가 장내미생물의 균형에 의존한다는 사실입니다.

10
탄수화물 중독증

현대인은 유난히 탄수화물, 그중에서도 특히 밀가루 음식을 탐닉합니다. 마치 밀가루를 원료로 한 음식에 중독된 것처럼 끼니로 혹은 간식으로 즐겨 먹습니다. 밀가루에는 글루텐이라는 단백질이 들어 있는데 이것이 부드럽고 쫄깃한 맛을 냅니다.

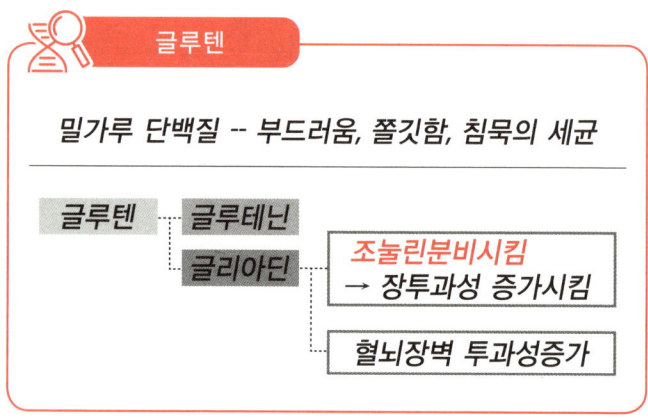

글루텐은 글루테닌과 글리아딘으로 구성되어 있으며, 이 중 글리아딘이 '조눌린' 분비를 촉진해 장과 혈뇌장벽 투과성을 높입니다.

 장세포 사이는 단단한 단백질 사슬로 이어져 있습니다. 이 단단한 사슬을 느슨하게 하는 물질을 폐쇄띠 독소 $_{Zonula}$ $_{Ocludens\ Toxin}$, 줄여서 조트ZOT라고 부릅니다. 이러한 조트와 비슷한 작용을 하는 것이 글루텐의 글리아딘으로 활성화되는 조눌린입니다.

 결국 밀가루 음식을 즐겨 먹으면 장누수증후군과 뇌누수증후군이 함께 일어나며 전신에 만성염증이 생겨 만성 질환으로 이행하게 됩니다. 그래서 글루텐을 '침묵의 세균'이라고 부릅니다.

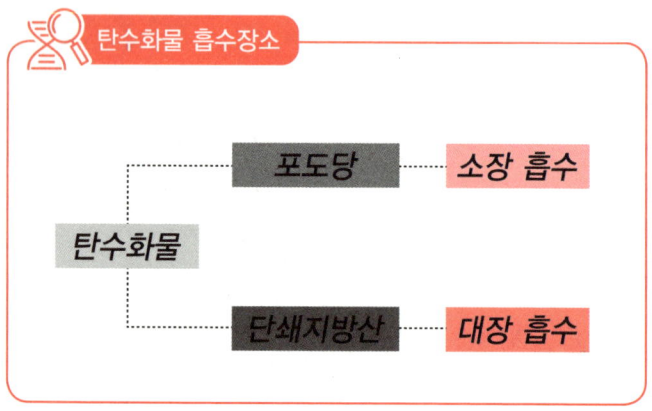

현대인의 건강 상태는 탄수화물 흡수 장소에 따라 좌우됩니다. 정제한 탄수화물을 많이 섭취하면 포도당으로 변해 소장에서 빠르게 흡수됩니다. 이것은 혈당을 높이고 이어 인슐린이 증가해 여러 가지 대사성질환을 일으킵니다.

하지만 식이섬유를 함유한 탄수화물은 장내미생물의 도움으로 포스트바이오틱스인 단쇄지방산을 생성해 대장점막세포를 복구하고 흡수되어 대사성질환을 예방합니다. 충분한 식이섬유와 양질의 프로바이오틱스 공급이 중요한 이유가 여기에 있습니다.

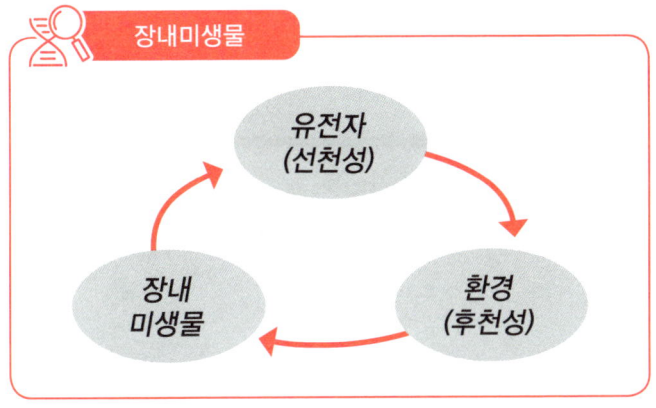

우리가 음식물을 섭취하는 이유를 크게 두 가지로 나누면 쾌락과 생명 유지라고 할 수 있습니다. 이는 혀가 원하는 것을 먹을 것인지, 아니면 몸이 원하는 것을 먹을 것인지를 말합니다. 사람은 먹는 대로 만들어집니다.

한 사람이 먹는 것이 그 사람을 만들고, 그 사람의 미생물이 먹는 것 역시 그 사람을 만듭니다. 지금부터라도 음식을 대할 때 배려하는 마음으로 나와 공생하는 장내 미생물이 좋아하는 식단을 고려해야 합니다. 건강과 행복의 근간은 미생물의 균형에 있기 때문입니다. 저는 이것을 'Healppy(건강Health + 행복Happy)'라고 부릅니다. Healppy하게 살아야 하지 않을까요?

11
미생물 세례

아기가 태어나면서 엄마가 주는 미생물 세례를 받는 것과 그렇지 않은 것은 평생의 건강 토대를 만드느냐 그렇지 않느냐의 차이를 가져옵니다.

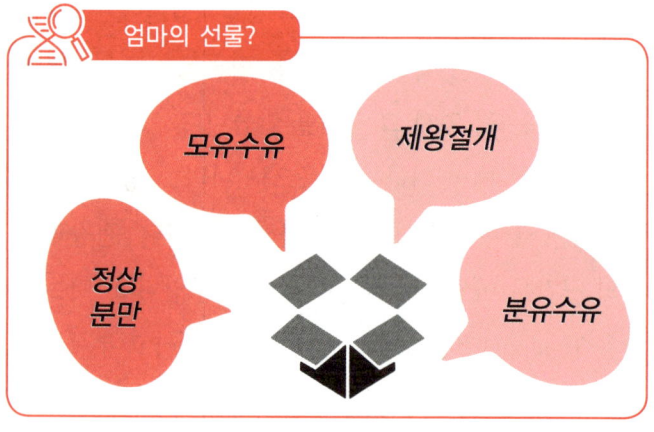

아기는 정상 분만 과정에서 엄마의 질을 통과하며 미생물을 접하고, 항문 쪽을 향한 입을 통해 엄마의 여러 가지 장내미생물을 만납니다. 이때 락토바실러스와 프레보텔라를 만나는데, 특히 젖산균 락토바실러스는 유해균을 억제하는 박테리오신을 생산합니다.

 만약 아기가 제왕절개로 태어나면 의료인의 피부에 있는 미생물을 처음 접하면서 피부 박테리아인 포도상구균, 코리네박테리움, 프로피오니박테리움을 만납니다.

 미국에서는 부득이 제왕절개술로 출산하는 경우, 진통이 시작될 때쯤 미리 산모의 질 속에 거즈를 넣어둔 뒤 출산한 후 아기의 입과 몸을 질 속에 넣어둔 거즈로 닦아줌으로써 아기에게 엄마의 선물을 주는 것이 일반화되어 있습니다.

또한 아기가 모유수유를 받으면 130여 가지의 올리고당을 먹게 되는데 이것은 특히 초유에 많습니다. 모유는 락토바실러스, 비피더스균이 우세해 단쇄지방산을 만들며 이 중 제4의 단쇄지방산인 젖산은 대장세포의 먹이이기 때문에 아기 면역체계 발달에 기여합니다.

태어나서 1년 6개월까지는 비피더스균이 서서히 감소합니다. 그리고 1년 6개월에서 3세 사이에 어른의 미생물을 닮아가면서 안정을 찾고 다양성이 결정됩니다. 마이크로바이옴이 인간 게놈과 큰 차이를 보이는 것은 바로 적응력입니다.

한편 노화는 장내미생물총의 변화에 따른 염증의 결과물입니다. 이를 염증 노화라고 하는데 이것은 노화에 따른 면역계를 안정시키는 종(염증 억제)은 감소하고 들쑤시는 종(염증 유발)은 증가하면서 발생합니다.

12
장내미생물 관리

우리 몸의 맹장은 장내미생물 커뮤니티의 심장부로 미생물 대도시라고 할 수 있습니다. 충수는 한때 필요 없는 존재로 알려졌었지만 실은 비상사태(감염성 설사병)를 대비한 은신처입니다. 이것은 미생물 대피처이자 보호구역이며 안전 가옥입니다.

만일에 대비한 비상금, 보험 같은 역할을 하는 충수는 미생물 바이오 필름을 형성하고 면역계의 교육기관 같은 역할을 합니다. 특히 설사를 심하게 하고 난 뒤에는 충수에 있던 유익균이 맹장으로 나와 새로운 장내환경을 만들어줍니다.

이때 신바이오틱스_Synbiotics_를 충분히 공급해주면 장내환경에 많은 도움이 됩니다. 이러한 신바이오틱스는 프로바이오틱스와 프리바이오틱스로 구성되어 있습니다.

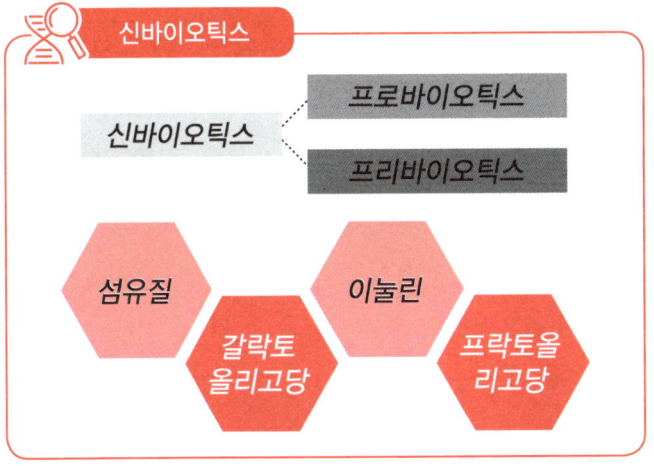

프로바이오틱스는 장내 유익균으로 단쇄지방산을 만드는 유산균을 의미하기도 합니다. 이 프로바이오틱스의 먹이가 프리바이오틱스이며 그 대표적인 것이 식이섬유와 올리고당입니다. 프로바이오틱스는 프리바이오틱스를 원료로 포스트바이오틱스인 단쇄지방산을 만들어냅니다.

프로바이오틱스를 선택할 때는 어떤 종류와 균주인지, 그것이 균을 얼마나 포함하고 있는지 그리고 포장 상태는 어떤지 등을 고려해야 합니다. 이러한 프로바이오틱스는 연고 같은 역할을 하므로 꾸준히 섭취해야 합니다. 대장 내 점막세포는 매일 교체되므로 유해균이 자리 잡지 못하도록 유익균이 들어간 프로바이오틱스를 매일 연고를 바르듯 섭취해야 하는 것입니다.

인체에 유입된 병원균이 장내세포를 공격할 때, 미리 좋은 자리를 차지한 프로바이오틱스는 병원균의 접근을 막고 밀쳐내는 역할을 합니다.

프로바이오틱스의 주된 작용은 두 가지로 나눌 수 있습니다.

첫째, 항생제의 부작용을 완화합니다. 부득이 항생제를

복용해야 할 때는 항생제 복용 시간과 따로 복용하면 됩니다. 가령 항생제를 아침저녁으로 복용한다면 점심 때 프로바이오틱스를 먹습니다.

둘째, 조절 T-세포에 영향을 주어 면역계 평화유지군 역할을 합니다. 그러므로 아토피, 알레르기 등이 있는 사람은 식이섬유와 함께 프로바이오틱스를 충분히 섭취하는 게 좋습니다.

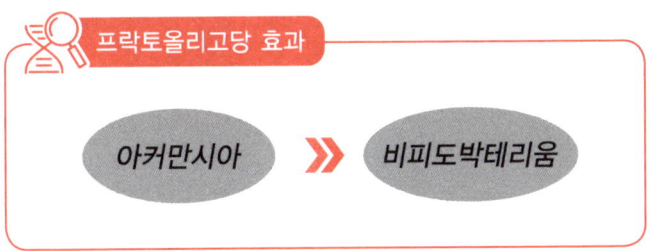

유익균의 영양분은 프리바이오틱스로 이것의 대표적인 것이 프락토올리고당입니다. 이 영양분의 소량은 위에서 가수분해되어 과당과 포도당으로 흡수되지만, 대개는 소화효소로 분해되지 않고 대장에서 장내미생물이 발효시킵니다.

프락토올리고당은 장내미생물 중에서도 비피도박테리

움이 빨리 증가하게 합니다. 건강한 성인 남녀의 경우 프락토올리고당 섭취 후 나흘 만에 비피더스균이 약 15배 증가했다는 보고도 있습니다. 또한 프락토올리고당은 아커만시아 종을 늘려 장벽 점막세포가 점액질을 충분히 생산하게 합니다.

점액질이 증가하면 장벽세포 사이로 침투하는 나쁜 물질(소화가 덜된 단백질, 장내유해균)의 침입을 막고, 특히 염증의 도화선을 만드는 LPS의 혈중 진입을 차단하는 효과가 뛰어납니다.

13
미생물 식단

미생물에게 영양을 공급하는 미생물 식단으로는 프로바이오틱스가 풍부한 발효 식품과 저탄수화물-고지방-고섬유질 식품이 좋습니다.

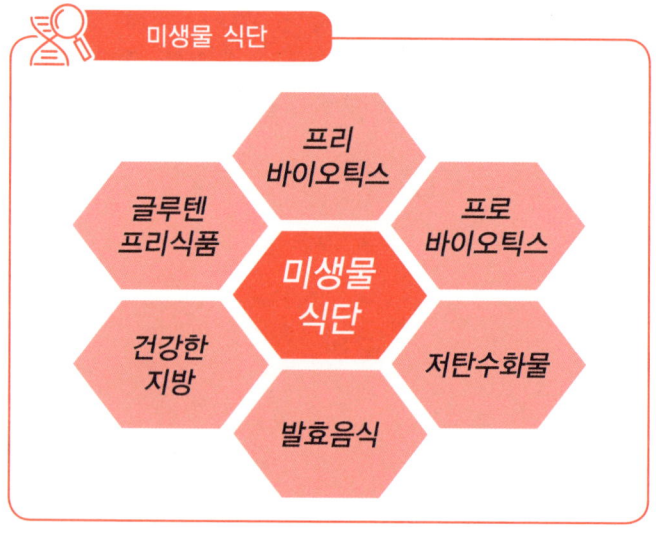

예를 들어 레드와인은 LPS 수치를 낮춰주며 차는 폴리페놀이 많아 비피더스균을 증가시킵니다. 커피는 후벽균과 의간균의 비율을 조절하고 항염, 항산화 작용이 있습니다. 그리고 초콜릿은 플라보노이드가 풍부합니다.

프리바이오틱스의 3대 특징은 소화가 되지 않고 장내 미생물에 발효 및 대사되며 건강에 유익하다는 것입니다. 이러한 프리바이오틱스가 풍부한 음식으로는 돼지감자, 양파, 마늘, 대파, 참마, 이눌린 등이 있습니다.

여기에 더해 정수한 물을 마셔서 염소를 제거하고 철마다 디톡스나 단식을 실행해 지방을 필수 연료로 사용하는 것이 건강관리의 기본입니다. 특히 식이섬유 섭취를 습관화하는 것이 무엇보다 중요합니다.

14
식이섬유

식이섬유는 '난소화성 다당류'라고도 하며 소화효소로 소화가 가능한 성분을 분해하고 남는 나머지 성분을 말합니다.

 식이섬유란?

- 난소화성 다당류
- 소화되는 성분을 미리 소화효소로 분해하고 남는 나머지 성분

이러한 식이섬유에는 물에 용해되는 수용성 식이섬유와 물에 녹지 않고 남아 자체적으로 부피를 늘리는 불용성 식이섬유가 있습니다.

식이섬유의 분류

수용성 식이섬유

- 고분자 : 펙틴, 구아검, 글루코만난, 알긴산
- 저분자 : 덱스트린, 폴리덱스트로스

불용성 식이섬유

- 식물성 : 셀룰로스, 헤미셀룰로스, 라그닌, 한천
- 동물성 : 키틴, 키토산

  수용성에는 분자 크기가 큰 고분자로 펙틴, 구아검, 글루코만난, 알긴산 등이 있고 분자 크기가 작은 저분자로는 덱스트린과 폴리덱스트로스 등이 있습니다. 불용성 식이섬유에는 식물성인 셀룰로스, 헤미셀룰로스, 리그닌, 한천 등이 있으며 동물성으로는 키틴·키토산이 있습니다.

 식이섬유의 기능

물리·화학적 기능
: 보수성, 점도, 이온교환, 결합작용

생물학적 기능
: 장내세균변화, 영양기능(비타민, 단쇄지방산), 가스생산, PH변화

생리적 기능
: 저작효과, 포만감, 위체류시간연장, 소장내영양흡수억제, 담즙산분비촉진, 소화관통과시간단축

식이섬유에는 물리·화학적으로 물을 흡수하는 보수성과 끈적끈적한 점도가 있습니다. 또한 이온을 교환하고 여러 가지 물질과 결합하는 작용을 합니다.

생물학적으로는 장내미생물을 변화시키고 비타민이나

단쇄지방산을 생산해 영양학적 기능을 합니다. 여기에다 가스를 생산하고 장내환경을 산성화해 pH를 유지합니다.

생리적으로는 입에서 씹게 만들어 턱관절에 유효하며 위에서 포만감을 느끼게 합니다. 그리고 음식의 체내 체류 시간을 늘려주고 소장에서 영양 흡수를 억제합니다. 그뿐 아니라 콜레스테롤과 결합해 배출되며 콜레스테롤의 원료인 담즙산 분비를 촉진합니다.

식이섬유 부족과 질병

수용성 식이섬유

대사성질환
: 고혈압, 당뇨, 고지혈증. 비만

불용성 식이섬유

장질환
: 변비, 게실증, 충수염, 치질, 폴립, 대장암

이러한 식이섬유가 부족하면 여러 가지 질병이 발생합니다.

수용성 식이섬유는 주로 상부 위장관(소장)에 작용해 대사성질환(당뇨, 고지혈증) 등에 관여합니다. 불용성 식이섬유는 하부 위장관(대장)에 영향을 미쳐 변비, 게실증, 충수염, 치질, 폴립, 대장암을 유발합니다.

다시 한 번 강조하지만 현대인에게 최고의 예방의학은 식이섬유를 충분히 섭취해 장내미생물을 관리하는 것입니다.

15
장내미생물 바꾸기

장내미생물의 중요성이 알려지면서 좋은 유익균을 몸에 넣어주는 여러 가지 방법이 주목을 받고 있습니다. 특히 많은 관심을 불러일으키는 것이 '대변 미생물 이식법'입니다. 박테리오테라피*Bacteriotherapy*(세균 요법) 혹은 트랜스퓨전*Transpoosion*이라고도 하는 이 방법은 대변 은행(가령 오픈바이옴*OpenBiome*)에서 건강한 장내미생물이 포함된 대변을 건강하지 못한 사람에게 넣어주는 것을 말합니다. 오픈바이옴에 공여자로 선택될 확률은 50분의 1 정도로 알려져 있습니다.

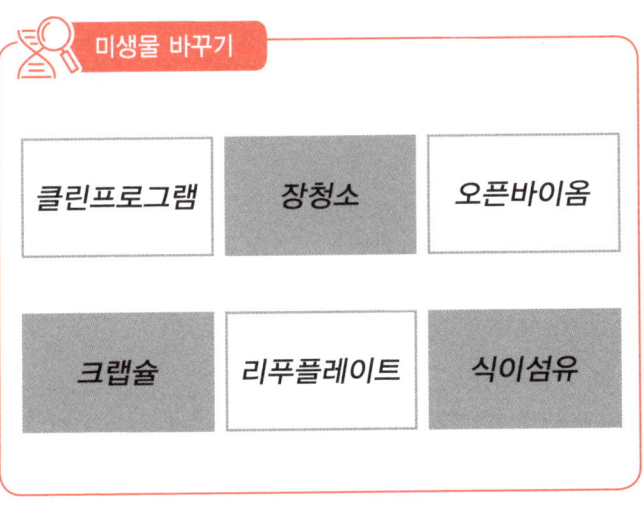

이것은 크랩슐Crapsule이라고 먹는 알약 형태로 만들어 입으로 전달하는 방법도 있습니다. 건강한 사람의 분변에서 얻은 장내미생물 33종을 각각 배양해 혼합한 합성 대변 물질인 리푸플레이트RePOOPulate도 사용합니다.

현실적으로 우리 스스로 할 수 있는 최선의 방법은 디톡스 프로그램인 클린 프로그램으로 유해균을 억제하고 유익균을 늘리는 '대청소'입니다. 장운동을 좋게 해주는 식이섬유와 천연항균제 등의 식품을 이용해 한 번씩 장 청소를 해주는 '소청소'도 좋습니다. 아직은 이러한 청소를 습관화하는 것이 우선입니다. 무엇이든 채우려면 먼저 비워야 하기 때문입니다.

글을 마치며

건강하고 행복하게 오래 살고 싶은 것은 모든 사람의 바람일 것입니다.

이전까지만 해도 우리는 건강과 질병 사이에서 아무것도 하지 못하고 그저 생명을 운에 맡겼지만, 이제는 정보와 의지에 따라 적극적인 건강관리가 가능한 시대입니다.

질병은 어느 날 갑자기 생기는 것이 아니라 자신도 모르는 사이에 서서히 건강 상태에서 반건강 상태로 넘어갑니다. 반건강 상태란 조직학적, 구조적으로는 아직 변화가 없기 때문에 진단 기기나 눈에 기능 이상이 보이지 않는 상태를 말합니다. 즉, 눈에 보이지 않는 세포학적·기능적 이상 상태를 의미합니다.

현대인에게 많은 대사성질환(고혈압, 당뇨, 고지혈증, 비만)과 노화 과정은 반건강 상태에서 진행됩니다.

우리는 눈에 보이지 않을 때는 무시하고 지내다가 진단 기기나 혈액검사로 눈에 보일 때라야 비로소 자신의 상태를 알아채고 질병 전문가를 찾아가 약물 치료부터 합니다. 약물의 부작용을 알지 못하고 그 효과와 작용만 바라보면서 평생 약에 의지하는 바람에 점점 다른 세포의 기능까지도 손상을 입히는 것입니다.

그러나 눈에 보이지 않는 단계에서 건강을 적극 관리하면 많은 반기능 상태를 건강 상태로 되돌릴 수 있습니다. 더 이상의 질병 진행도 막을 수 있지요.

이러한 적극적인 건강관리는 장 관리부터 시작해야 합니다. "모든 질병은 장에서부터 시작된다"라는 히포크라테스의 말이나 "죽음은 장에서부터 온다"는 메치니코프의 말처럼 장이 우리 몸의 뿌리이기 때문입니다.

뿌리가 튼튼해야 줄기와 잎사귀가 탄탄하고 그 열매 또한 달콤합니다. 이 뿌리를 튼튼하게 해주는 것이 바로 장내미생물입니다. 우리 몸에서는 100조 마리에 달하는 2,000~4,000종의 미생물이 장내에서 서로의 영역을 차지하기 위해 경쟁하며 살아가고 있습니다. 어찌 보면 이들은 우리 몸과 공생하는 셈입니다.

미생물 중에는 내 몸의 기능을 좋게 해주는 유익균(25퍼센트), 나쁘게 해주는 유해균(15퍼센트) 그리고 장내 상태에 따라 유익하게 혹은 유해하게 작용하는 중간균(60퍼센트)이 있습니다. 내 몸의 장 상태를 유익하게 하느냐 유해하게 하느냐는 내 식습관에 달려 있습니다.

우리가 태어나면서부터 여태껏 자리 잡고 살아온

장내미생물을 바꾸려면 주기적으로 대청소인 클린 프로그램이나 소청소인 장청소로 유익균이 우위인 상태를 만들어주는 것이 좋습니다. 또한 식사 때마다 식이섬유 섭취를 습관화해 단쇄지방산이 충분히 생산되도록 해야 합니다. 그뿐 아니라 프로바이오틱스를 섭취해 장 점막세포 재생에 도움을 주는 것이 좋습니다.

더 나아가 제2게놈인 마이크로바이옴을 조절해주는 식이섬유를 섭취하는 것은 장내미생물을 활용한 보다 적극적인 건강관리와 노화 예방법입니다.

우리의 행복과 건강은 장내미생물 상태가 결정합니다. 작은 것의 소중함을 알아야 큰 것의 가치가 더해지듯 내 몸의 보이지 않는 세상을 알아야 큰 세상의 주인공이 될 수 있습니다.

건강과 성공은 보이지 않는 세상을 이해하고 행동하는 자에게만 주는 신의 선물입니다. '마이크로 건강'이 쌓여 '매크로 건강'이 되고 나아가 '메가 건강'이 될 것입니다. 앞으로 분명 더 많은 연구들이 마이크로바이옴을 활용한 질병 치료와 예방의학 발전에 이바지할 것이라고 확신합니다.

마이크로바이옴은 이미 2014년 세계경제포럼에서 10대 유망 기술로 선정될 만큼 미래의 활용도와 발전이 무궁무진한 연구기술 분야입니다.

모든 독자가 보이지 않는 자신의 장내미생물을 배려하고 함께 살아가는 지혜로운 건강관리의 주체가 되어 늘 Healppy하기를 바랍니다. 더불어 글을 쓰는 일에 밤낮으로 동참해준 내 장내미생물에게 고마움을 전합니다.

저자 문 동 성

글을 마치며

참고문헌

앨러나 콜렌 지음, 조은영 옮김, 《10% 인간》, 시공사, 2016.
데이비드 필머터 지음, 윤승일·이문영 옮김, 《장내세균 혁명》, 지식너머, 2016.
후지타 고이치로 지음, 임순모 옮김, 《장 누수가 당신을 망친다》, 행복에너지, 2018.
최준영·이영근 지음, 《닥터 디톡스》, 소금나무, 2011.
에베 고지 지음, 한성례 옮김, 《내 몸에 독이 되는 탄수화물》, 이너북, 2015.
문동성 지음, 《Why 식이섬유》, 아이프렌드, 2014.
문동성 지음, 《Why 클린 How 클린》, 아이프렌드, 2014.
홍동주 지음, 《다이톡스》, 아름다운사회, 2014.
김우상 지음, 《어쩌다가 내 몸이 엉망진창이 되어버렸을까》, 좋은땅, 2014.
마이클 포셀 외 지음, 심리나 옮김, 《텔로미어, 노벨의학상이 찾아낸 불로장생의 비밀》, 쌤앤파커스, 2013.
야사쿠라 쇼코 지음, 이예숙 옮김, 《나잇살은 빠진다》, 솔트앤씨드, 2015.
이쿠타 사토시 지음, 김영진 옮김, 《안 아프고 건강하게 사는 법》, 성안당, 2015.
박준상 지음, 《1박 2일 디톡스》, 라온북, 2015.
이승헌 지음, 《면역력이 답이다》, 한문화, 2015.
안드레아스 모리츠 지음, 정진근 옮김, 《굶지 말고 해독하라》, 에디터, 2015.
서재걸 지음, 《사람의 몸에는 100명의 의사가 산다》, 문학사상, 2008.
야자키 유이치로 지음, 정연주 옮김, 《보스세포, 암 면역세포 1인자가 말하는 면역력을 높여주는 수지상세포》, 경향BP, 2015.
문동성 지음, 《보이지 않는 영양, 보이는 건강》, 아이프렌드, 2016.